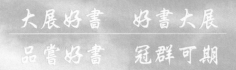

大展好書　好書大展
品嘗好書　冠群可期

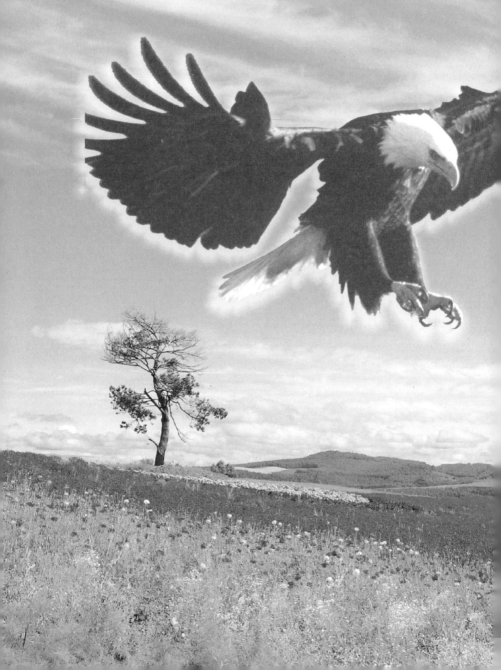

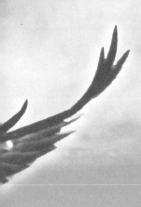

大展好書　好書大展

品嘗好書　冠群可期

中國古代健身功法 2

十段錦運動

劉時榮／編著

大展出版社有限公司

前　言

　　這套十段錦運動是在前人流傳的八段錦基礎上進行探討、挖掘、搜集整理改編的，也是八段錦的創新發展和繼續，據歷史有關資料記載，已有八百多年的歷史，至今盛傳並不斷創新和發展。

　　這套十段錦運動同其他古代健身方法相似，每一招一式一個動作都有明確的健身目的，都可起到防病、祛病、健身強體的特有效果。很適宜於廣大群眾鍛鍊健身的需要。

4

十段錦運動

目　錄

編寫說明

十段錦運動，是在前人流傳的八段錦運動基礎上挖掘整理改編的，也是八段錦的創新發展和繼續。它吸收了諸多流派的技藝精華，篩選了古今健身運動的特有功法，集百家之長，結合現代人體生理特點，以有利於身心健康。它的內容充實，風格突出，動作規範，布局合理，突出了強身健體、延年益壽的保健功能。

鑒於現代人民生活水準的提高，人體高脂肪攝入過量，不少人出現不同程度的高血脂、高血壓病。為穩定血壓，十段錦中增加了「點捺風池血壓降、步履矯健雙膝搖」兩段動作，以起到降血壓、健肢體的功效，也彌補了原八段錦運動的不足，使這一運動更加完善。

為在現有的基礎上增加活動範圍，又編寫出同名稱而不同健身動作的四套動作，以便在不同的套路中，取得多方面的健身效果。

考慮到某些人體質較弱和遇雪雨天氣不能在室外鍛鍊的情況，將第四套動作編創爲室內「坐勢」運動，可在床上或坐位上進行鍛鍊，實現風雨無阻、不間斷地進行鍛鍊，同樣達到健身效果。

此書易懂、易學、易會、易練，老幼皆宜，的確是一項自醫、自療、自我保健的良好運動項目。

由於作者所學有限，不妥之處，請批評指正。

十段錦運動與人體機能的影響

　　現在將十段錦運動與人體機能的影響分段進行探討。

一、兩手托天理三焦

　　十段錦運動的第一個動作，就是四肢和軀幹的伸展運動。

　　它和我們日常伸懶腰一樣，伸伸懶腰，消除疲勞，強化四肢和軀幹的伸展活動，起到抻筋拔骨作用，又可調動全身肌肉及內臟的總動員，以影響胸、腹腔的氣血流暢，增強肺活量，有利於吐故納新，消除疲勞，給以下各段動作做好運動前的準備。

　　三焦是中醫學指人體部位的名稱，分為上焦、中焦、下焦。按現代醫學講上焦是指胸膈以上的，也就是胸腔部位，包括心肺臟腑等；

中焦是膈下，臍上的位置，也就是腹腔部位，包括脾胃器官等；下焦是臍下地方，也就是盆腔部位，包括腎、膀胱、大小腸、生殖系統等。

理三焦，也就是把人體內的臟腑全部調理動員起來，以影響到軀幹、腰背、肌肉、筋骨等，使其得到充分的活動。

二、兩手攀足固腎腰

按照中醫學說，腎是「五臟之一」「先天之本」「藏精之臟」。

精，指所謂本臟之精氣，五臟六腑水穀所化生之精氣，是維持人體生命生長發育的基本物質，可見「腎」對人體生命的重要性。

腰是全身活動的關鍵部位，是人體的重要組成部分，它包括腰肌、腰椎骨和重要神經，同時保護著內臟的腎、腎上腺、輸尿管等人體組織和器官。

這一段動作，有躬身前腑、挺身後仰，可充分伸展腰背肌腱及腰脊椎，有良好的促進發育作用，同時也影響到腎臟功能新陳代謝的排

泄，有效地調節水、電解質和酸鹼的平衡，對保持體內環境的相對恆定起著重要的作用。

三、調理脾胃單手舉

這一段動作是一手上舉托天，一手用力下按，上下兩手對拉，使左右兩側內臟器官和肌肉筋腱有效地得到牽引，特別是使肝、膽、脾、胃受到牽拉，以增強胃腸功能蠕動，增強消化系統功能，有助於防治胃腸疾患。

四、五勞七傷背後瞧

這一段動作是以頸椎為軸，帶動頭部向左右後下方扭看，這是一項頸椎和頭部的運動，對增強頸椎神經組織的活躍，消除頸部肌肉、肌群的緊張，以及腦部（中樞神經）的調節都有著良好的促進作用。

五勞：有兩種不同的理解，一是指心、肝、脾、肺、腎五臟內的勞損；二是指久視傷血、久臥傷氣、久坐傷肉、久立傷骨、久行傷筋，不管是哪一種理解，都是因在日常生產、

生活工作中疲勞過度，勞逸失調而造成的損傷。

七傷：七傷也有不同解釋，有的認為是喜、怒、憂、思、悲、恐、驚七情受到傷害，有的說是腎虧七症等，總的看來都是由於精神和意識上的過度疲勞或強烈刺激而造成神經系統紊亂失調，進而影響到臟腑氣血勞損。

這一運動使頭頸部左右向後扭轉瞧看往返擺動，調整和改善頸椎和腦部中樞神經失調形成的病態，使臟腑氣血及軀幹各部位機能活躍，達到扶正祛邪康復的目的。

五、點捺風池血壓降

這一段動作是順應時代發展的需要而設計的。鑒於現代人生活水準的提高，脂肪攝入過量，不少人出現了不同程度的高脂肪、高血壓病。

本段動作點捺風池穴（位於後腦勺兩側凹陷處）不僅可防治高血壓，還可防治感冒、頭痛、頭暈等症，如在點捺風池穴時配合頭頸前後左右活動，既增強療效，又防治頸椎病。

六、步履矯健雙膝搖

這一段動作是加強下肢部位的鍛鍊，兩條腿承受著身體的全部重量，所以，下肢必須具有牢固、紮實、穩健的基礎，才能發揮自身應有的力量進行各種勞動、生產活動。

人老先從下盤老，腿腳不利是老年人最大的痛苦，增加的這一段是預防腿腳不利，保護下肢健康的功法。

七、怒目攢拳增氣力

這一段動作重點是增加自身的力量、有氣必有力，力是氣所生，氣足力才大。

怒目、攢拳這兩個動作，都是鼓足全身氣和力的前提，怒目的動作，可激發大腦皮層植物神經興奮，加強氣血運行；攢拳的動作，拳頭握得越緊，周身的運氣越足，而表現頸部及軀幹肢體某些肌腱膃出，如堅持長期鍛鍊，可促進肌肉發達，體力增強。

八、左右開弓消疲勞

這一動作借拉弓射箭的姿勢，活躍上部肢體做伸拉牽引，從而提高胸腔內的心肺（中醫理論是「上焦」部位）功能，增加肺活量，促進血液循環，同時上部、肢體做伸展運動，既增強肌肉，又解除勞動工作的疲勞。

九、搖頭擺尾去心火

這一段動作是全身性活動，從肌膚到內臟，從骨骼諸關節到肌肉筋腱都相互牽動，相互聯繫，以促進生理上的平衡。

「心火」根據中醫學有「心在地為火」之說，「心火」是指內心的激動或煩惱而產生一種病態。這一段動作是平抑激動，消除煩惱，去掉「心火」。

十、背後七顛百病消

這一段是最後收功的動作，也是調整四

肢、軀幹及各內部臟腑器官系統，在受到輕微的震動後各復各位，結束了整個套路的動作，起到保健作用。

　　以上十段動作簡練、完整，活動全面，易學易練。只要堅持長期練習，對防病、祛病、健身、強體能起到很好的效果，這已被無數練習者的實踐所證實。

十段錦運動練功要領

一、全身放鬆

　　練功時不但肢體要放鬆，還要精神上放鬆。具體地說，不僅要體外放鬆，還要體內心理上放鬆。

　　鬆不是鬆懈、鬆散。鬆與緊是相對的，所謂鬆中有緊，是指在練功時要有一定架勢，由骨骼來承擔這一架勢，就必須有支持架勢的緊張力，也就是在放鬆中含有一定緊張度。但肌肉、筋腱、肢體一定要鬆下來，以便有利於氣血、經絡、新陳代謝的運行，從而促進肌體的發育。

　　鬆對緊來說是一種休息，它可以消除腦力和體力的疲勞，所以在練功時要強調放鬆。

二、動靜結合

動指形體上的動（外動）與內氣上的動（內動），靜指形體的靜（身靜、外靜）和精神上的靜（心靜、內靜）。動是基本的，靜是相對的。

靜與動也是對立的統一，做到靜才能消除疲勞、儲備能量，就其實質來說，練功就是要激發和調整人體的生理功能，使它更好地「動」起來，起到「平衡陰陽、調和氣血、疏通經絡、培育真氣」的作用。

這種「動」的作用，只有在靜的前提下，才能更好地發揮出來，所以，動與靜也是相輔相成的。

三、呼吸自然

練十段錦時要保持自然呼吸，最好用鼻吸口呼。做動作時，要按照自己的習慣和體質的強弱進行自然呼吸，不要有意識地或硬性改變正常的呼吸。

待動作練熟後，根據個人學習體會的程度，毫不勉強地隨著練習的速度、動作的幅度，按照起吸、降呼、開吸、合呼的要求，逐步使呼吸與動作自然地配合起來。

還要在每一段練完後，兩臂從左右側上舉，雙腳提起「吸氣」，吸入新鮮空氣。兩臂在胸前下落「呼氣」，呼出濁氣（鼻吸口呼）。這四套動作在練每一段時，均要在動作結束後進行以上的呼吸運動。

四、講究衛生

要鍛鍊好身體，必須體育與衛生結合起來，光練功還不行，還要和日常生活、飲食起居、勞動工作等各方面配合起來，如禁煙少酒等。

吃飯後一個小時內不宜鍛鍊，以免影響呼吸和消化。衣服穿著要寬鬆，以免影響動作。還要注意氣候冷暖變化，適時調整衣著。要循序漸進地合理鍛鍊身體。

除十段錦以外，還可根據自身健康情況，適當增加其他項目（如簡化太極拳、簡化五禽

戲）的練習，但要因人、因地、因時制宜，量力而行，一般練到微微出汗為止。

十段錦運動動作說明

第一套動作

第一段　兩手托天理三焦

【動作】：

立正姿勢，
全身放鬆；兩手
十指交叉，手心
翻轉向上頂托，
腳跟隨之提起，
全身亦隨兩臂上
拔；雙臂下落，
復原。如此反覆
進行，二八呼。
圖1～圖5。

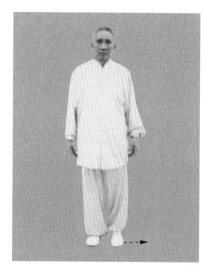

圖1

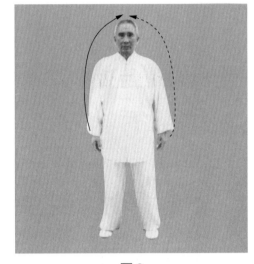

圖 2

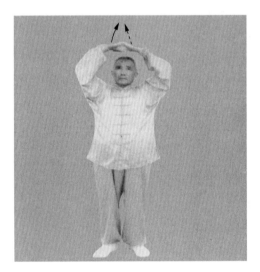

圖 3

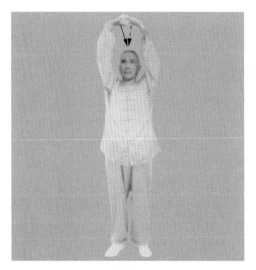

圖 4

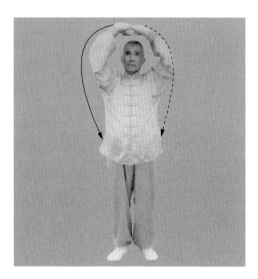

圖 5

第二段　兩手攀足固腎腰

【動作】：

左腳向左開半步，與肩等寬，彎腰下躬；雙手向下觸到雙腳，立起，雙手變拳，在背後抵住腰部命門穴兩旁；手心向後，腰隨之向後仰。如此前躬、後仰，二八呼。圖6～圖9。

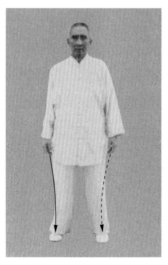

圖6

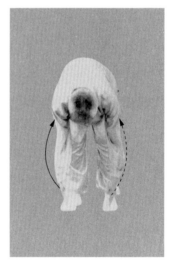

圖7

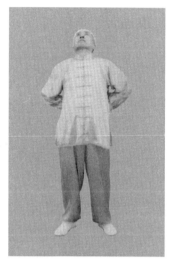

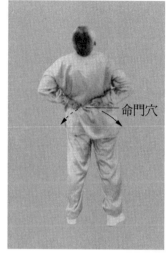

命門穴

圖8　　　　　　　　　圖8附

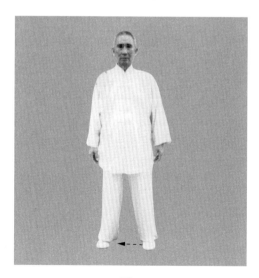

圖9

第三段　調整脾胃單手舉

【動作】：

左手從左胸前（手心向上）舉托，右手同時向下按壓。

如此上托下按伸拉，左右手交替循環上托下按。二八呼。圖10～圖12。

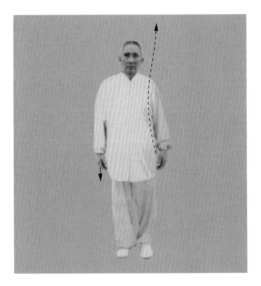

圖10

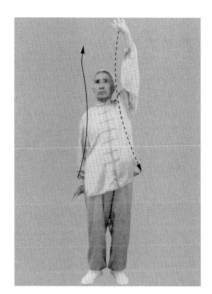

圖 11

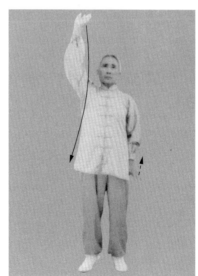

圖 12

第四段　五勞七傷背後瞧

　　兩腳併攏，雙手十指反交叉，手心相對反扣在下腹前；頭部以頸為軸，向左側後下方轉，眼看腳跟。頭再向反方向轉，眼看右側腳跟。如此反覆左右後看，二八呼。圖13～圖15。

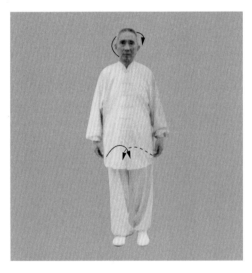

圖 13

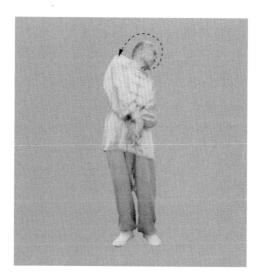

圖 14

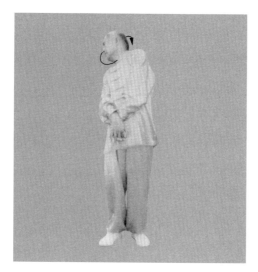

圖 15

第五段　點按風池血壓降

【動作】：

立正姿勢；兩手十指交叉，手心摟住後腦勺，兩拇指點按風池穴（在後腦勺兩側凹陷處）以頸椎為軸前俯、後仰、左傾、右偏。如此反覆，二八呼。圖16～圖22。

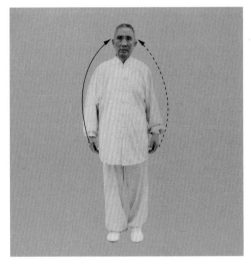

圖16

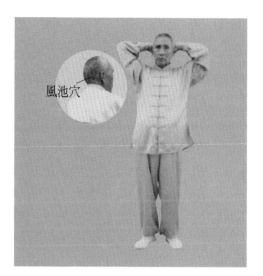

風池穴

圖 17

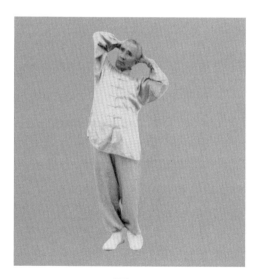

圖 18

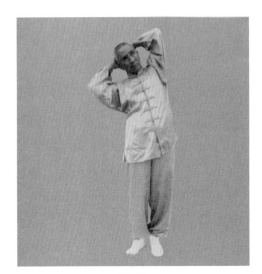

圖 19

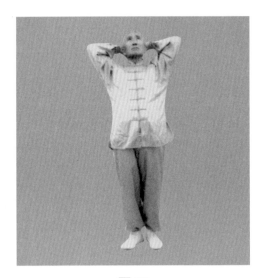

圖 20

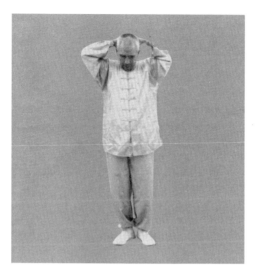

圖 21

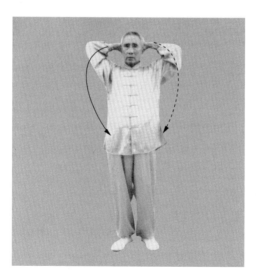

圖 22

第六段　步履矯健雙膝搖

【動作】：

立正姿勢，上體下躬；雙手心分別按住左右膝蓋，逆時針向左按搖八呼，順時針向右按搖八呼，由內向外按搖八呼，上下起落按捺膝蓋八呼，共四八呼。圖23～圖28。

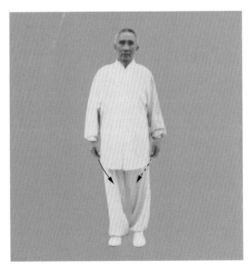

圖23

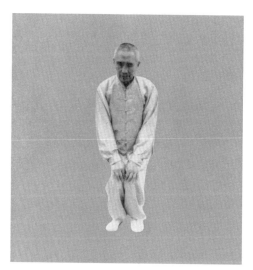

圖 24

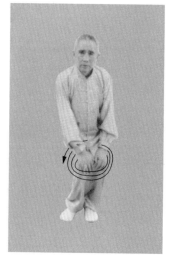

圖 25

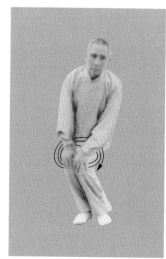

圖 26

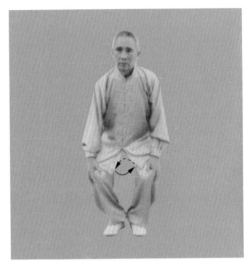

圖 27

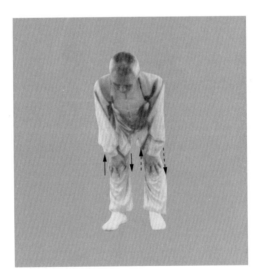

圖 28

第七段　怒目攢拳增氣力

【動作】：

瞪大雙眼，目視前方，左腳向左開成騎馬步，屈膝半蹲，上體正直；兩手握拳置於兩胯旁，拳心朝上，左拳向前用力沖出與肩平，拳心朝下，收回再沖出右拳。如此交替，二八呼。圖29～圖32。

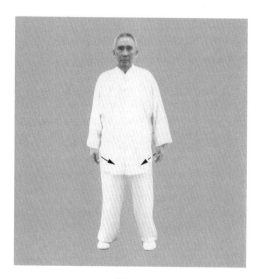

圖29

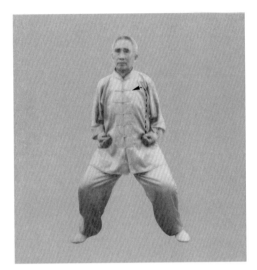

圖 30

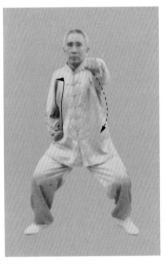

圖 31

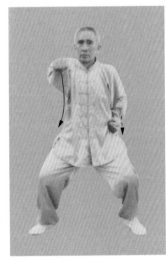

圖 32

第八段　左右開弓消疲勞

【動作】：

左腳向左橫步，成騎馬步；雙手握拳，拳面相對，左拳向左方平行打出，右拳向右拉，八呼；再右拳向右方平行打出，左拳向左拉，八呼。共二八呼。圖33～圖36。

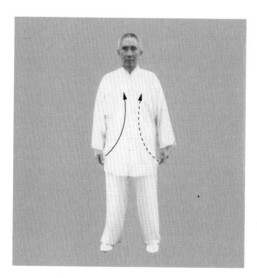

圖33

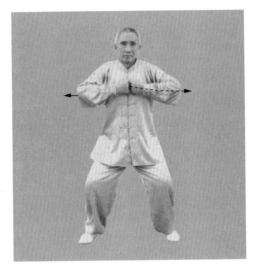

圖 34

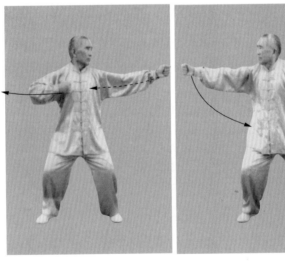

圖 35

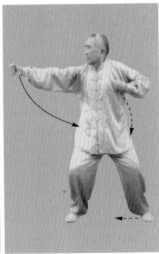

圖 36

第九段　搖頭擺尾去心火

【動作】：

　　左腳向左開半步，比肩稍寬，俯首；以腰為軸，帶動雙臂上舉旋轉，自左向上、向右、向下，劃圓繞轉兩圈。八呼，再向反方向轉兩圈，八呼。共二八呼。圖37～圖44。

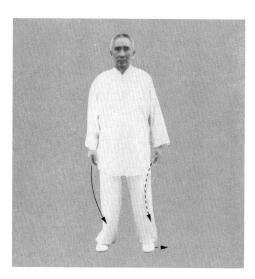

圖37

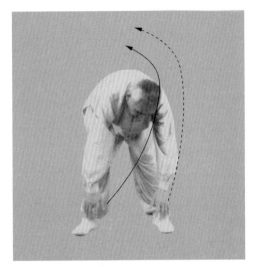

圖 38

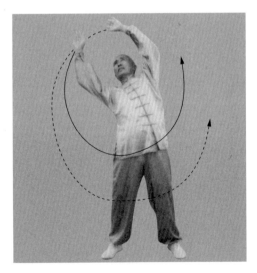

圖 39

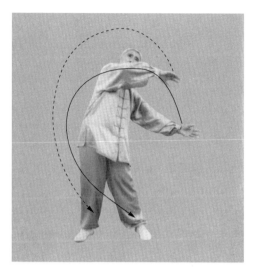

圖 40

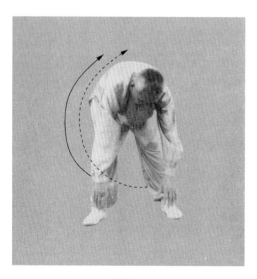

圖 41

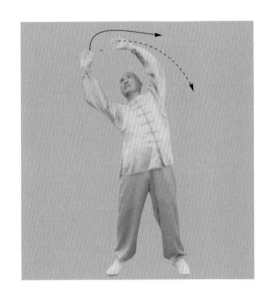

圖 42

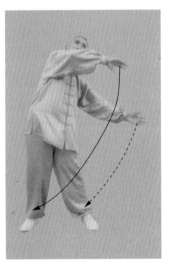

圖 43

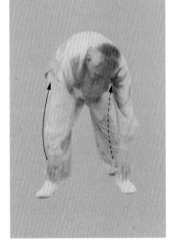

圖 44

第十段　背後七顛百病消

【動作】：

　　左腳向左開半步，屈膝半蹲成騎馬步，上體正直；兩手握拳，置於兩胯旁，手心朝上；兩腳同步向後跳；同時兩拳向前衝出，手心朝下，力達拳面。如此七跳，七呼。圖45～圖48。

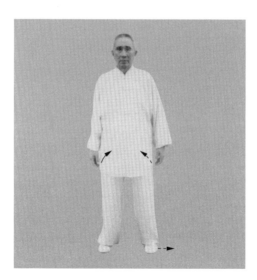

圖 45

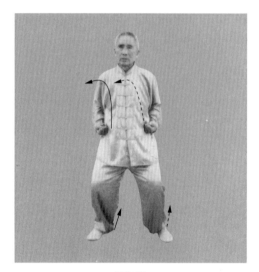

圖 46

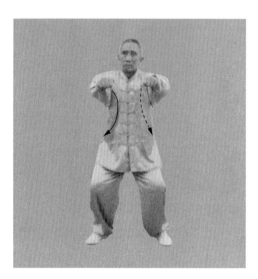

圖 47

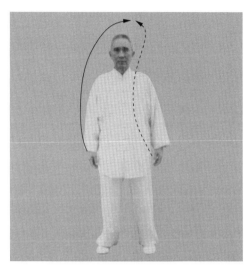

圖 48

第二套動作

第一段　兩手托天理三焦

【動作】：

　　兩腳平行站立，與肩等寬；雙手手指交叉，掌心向上，雙手先向左上方托起，同時兩足跟向上提起，再向右上方托起，左、右反覆交替上托，上托吸氣、復原呼氣。圖49、圖50。

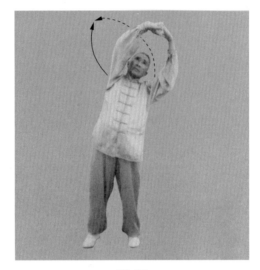

圖 49

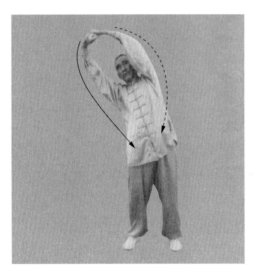

圖 50

第二段　兩手攀足固腎腰

【動作】：

　　兩腳分開平行站立；兩手手指交叉，掌心朝下，躬腰向左腳方下按，立起，再向右腳方下按。如此反覆交替下按（注意：如下按摸不到腳不要勉強，適可而止）。圖51～圖53。

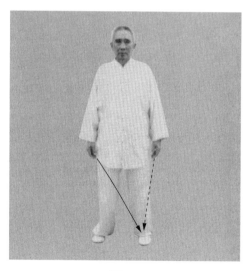

圖 51

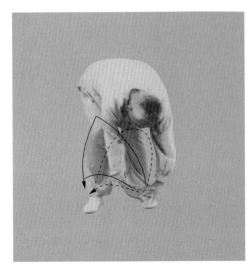

圖 52

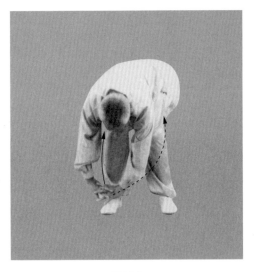

圖 53

第三段　調理脾胃單手舉

【動作】：

站姿同上；左臂伸向左上方，呈半圓形舉
起，手心朝上，下落復原；右臂伸向右上方，
呈半圓形舉起，手心朝上，下落，兩臂如此反
覆交替。上舉時吸氣，下落時呼氣。圖54～圖
56。

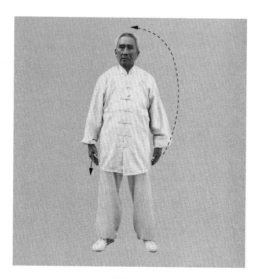

圖54

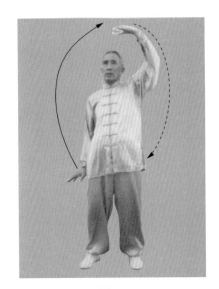

圖 55

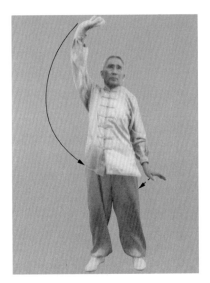

圖 56

第四段　五勞七傷背後瞧

【動作】：

立正姿勢；兩手反交叉置於背後，手心相對，然後以頸椎為軸，頭向左後下方轉動，目視左腳跟，復原；頭再轉向右後下方，目視右腳跟。復原。如此反覆交替，注意轉頭時要緩慢。圖57～圖60。

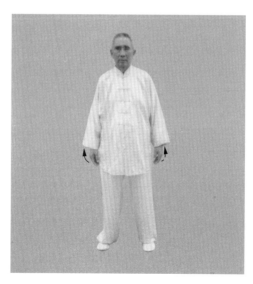

圖57

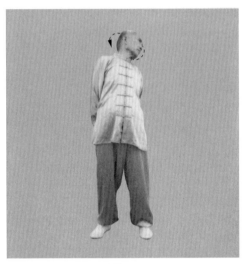

圖 58

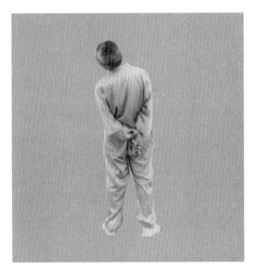

圖 59

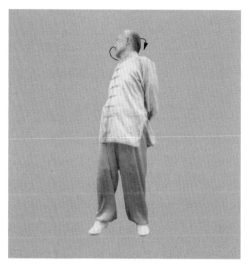

圖60

第五段　點按風池血壓降

【動作】：

立正姿勢，兩手交叉上舉，手心貼緊後腦勺，兩拇指點住風池穴（在後腦勺兩側凹陷處），以頸椎為軸緩緩自左向後向右旋轉一周，再自右向左向後旋轉一周。如此反覆旋轉。圖61～圖66。

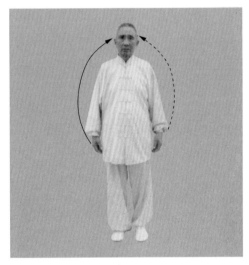

圖 61

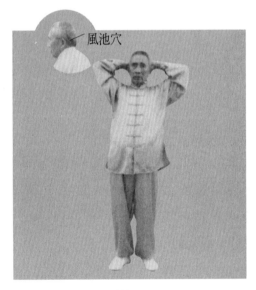

風池穴

圖 62

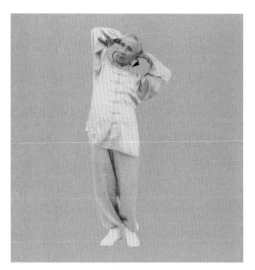

圖63

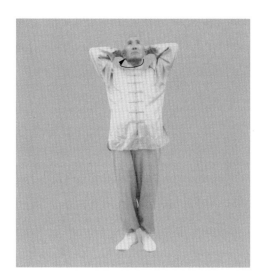

圖64

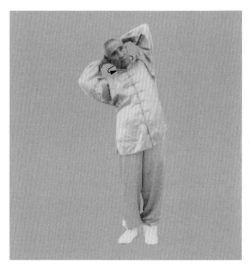

圖 65

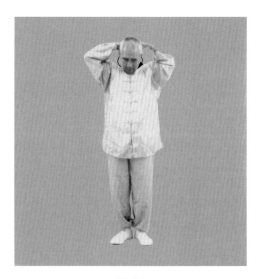

圖 66

第六段　步履矯健雙膝搖

【動作】：

左腳向左跨一步，成左弓步；左手心朝下，按住膝蓋，右手壓蓋在左手上，逆時針向左搖轉八圈，再向右搖轉八圈；緊接著身體轉向右方，成右弓步，雙手同左側動作。左、右各搖轉八圈。圖 67～圖 69。

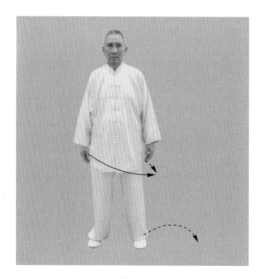

圖 67

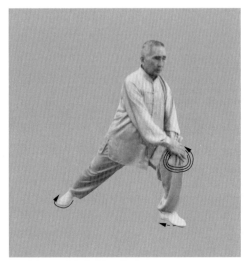

圖 68

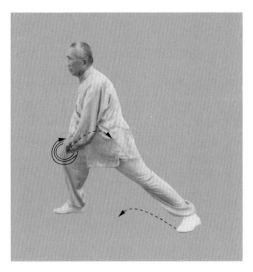

圖 69

第七段　怒目攪拳增氣力

【動作】：

動作同上段，先成左弓步，兩臂屈肘於胸前，與肩平，攪拳，拳頭相對，兩拳同時向左右兩側平行方向捶出。上體右轉，右腿向右成右弓步，兩臂屈肘於胸前，兩拳向左右兩側平行捶出。八呼。圖70～圖74。

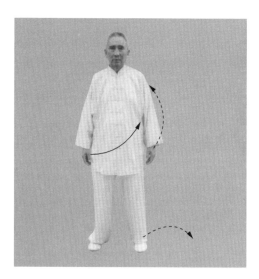

圖70

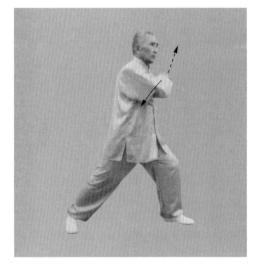

圖 71

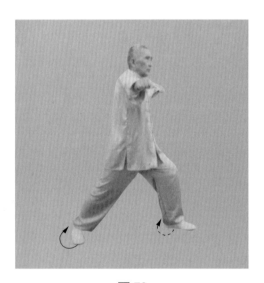

圖 72

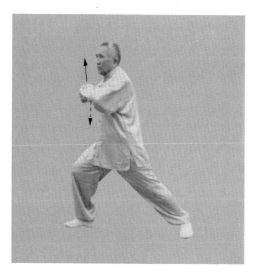

圖 73

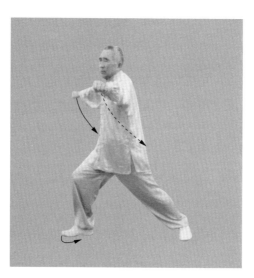

圖 74

第八段　左右開弓消疲勞

　　左腳向左橫邁一步，兩腿下蹲成騎馬步。上體稍左轉，兩臂屈肘，兩拳在胸前斜對，左拳向左上方斜打出的同時右拳向右回抽，如此反覆；然後，上體右轉（動作同左式）右拳向右上方打出的同時左拳向左回抽。如此反覆。圖 75～圖 79。

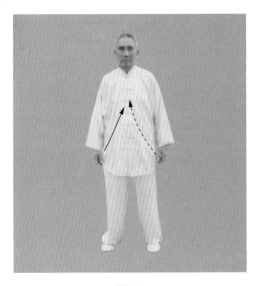

圖 75

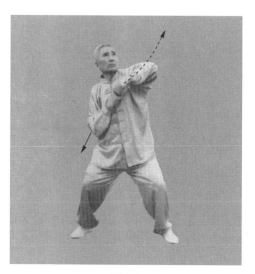

圖 76

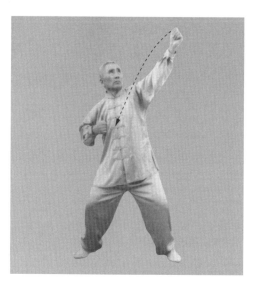

圖 77

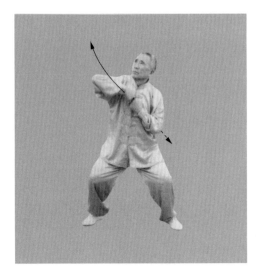

圖 78

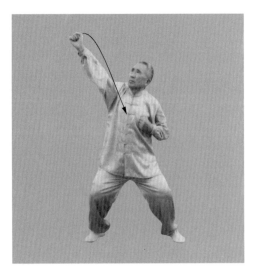

圖 79

第九段　搖頭擺尾去心火

【動作】：

左腳向左邁出一步，兩腿下蹲成騎馬步，兩手放在兩大腿上，虎口朝外。以腰為軸，先向左方搖擺旋轉八呼，再向右方搖擺旋轉八呼。圖80～圖89。

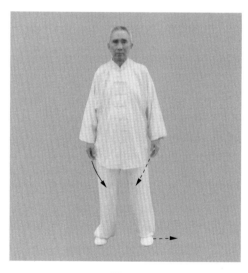

圖 80

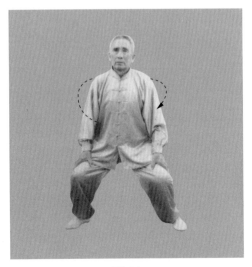

圖 81

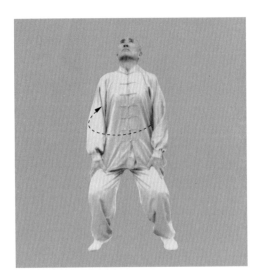

圖 82

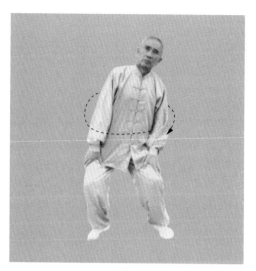

圖 83

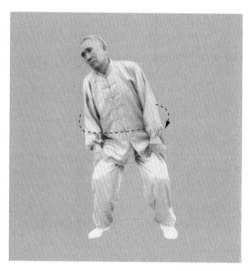

圖 84

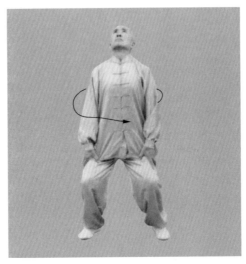

圖 85

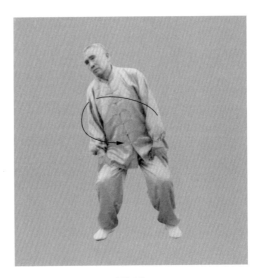

圖 86

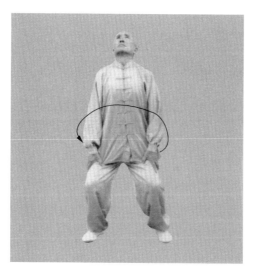

圖 87

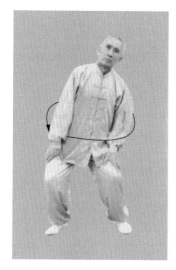

圖 88

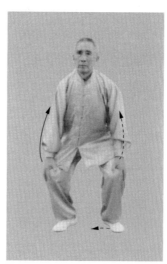

圖 89·

第十段 背後七顛百病消

【動作】：

雙腿開立，屈膝半蹲，成騎馬步；雙臂屈肘與肩平，握拳相對，手心朝下，頭額上頂，雙腳提起向後顛跳的同時兩臂向左右伸、縮。七顛動作同上。圖 90～圖 92。

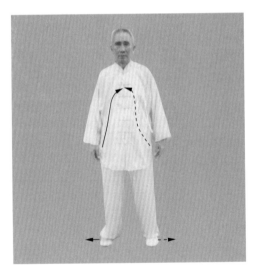

圖 90

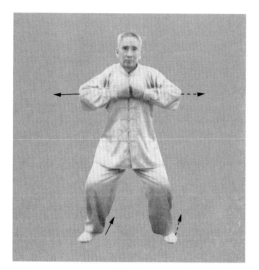

圖 91

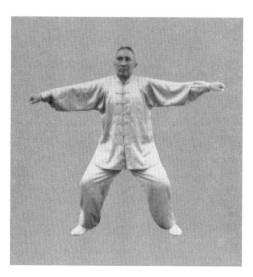

圖 92

第三套動作

第一段　兩手托天理三焦

【動作】：

左腳向左橫開一步成騎馬步；兩臂向下伸直於兩腿之間，手心朝前。兩臂屈肘向上提於胸前，手心朝前，拇指向下；兩臂再向上提到兩耳外側，手心向上；兩臂繼續稍用力上托至頭上。如此反覆。圖93～圖97。

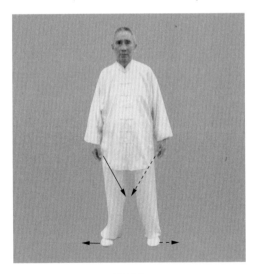

圖93

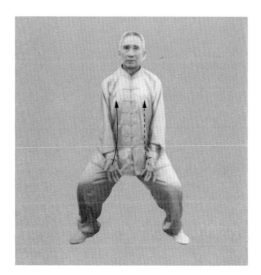

圖 94

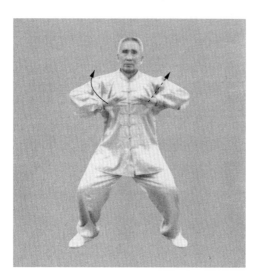

圖 95

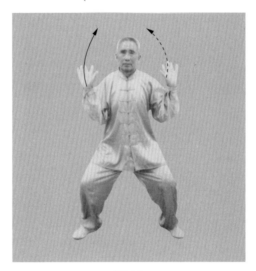

圖 96

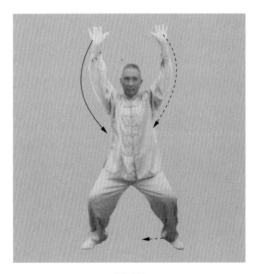

圖 97

第二段　兩手攀足固腎腰

【動作】：

　　左腳向左開一步，兩臂左右伸展與肩平，手心朝下，然後躬身，右手向左腳內側攀靠，手心向左，左臂伸直不變；立起，再躬身，左手向右腳內側攀靠手心向右，右臂伸直不變。如此循環交替。圖98～圖100。

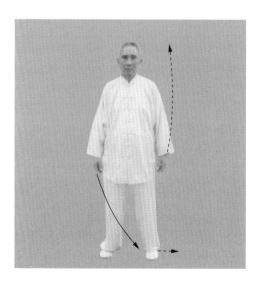

圖98

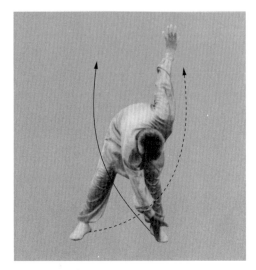

圖 99

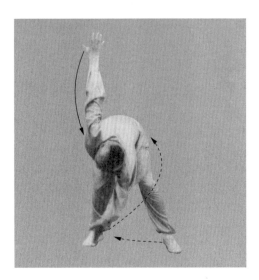

圖 100

第三段　調理脾胃單手舉

【動作】：

左腳向左開半步，與肩同寬，兩臂自然下垂，左臂向前上方高舉，手心朝上，用力上托，右臂順勢向後下按；然後，右臂向前上方高舉，手心向上托，左臂隨之自然向後下按。如此循環交替。圖 101～圖 103。

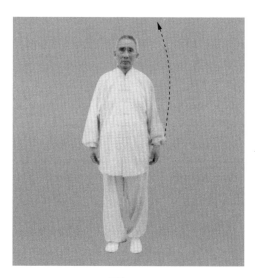

圖 101

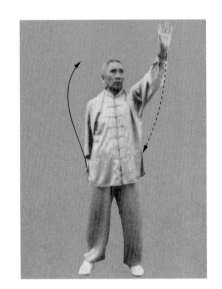

圖 102

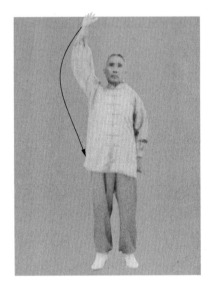

圖 103

第四段　五勞七傷背後瞧

　　開始姿勢同上。頭部以頸椎為軸，向左後下方轉動，眼看腳跟；雙手同時抬起，右手心向腹前臍左旁（天樞穴）拍打，左手背向背後十四脊椎下（腎俞穴）拍打。如此左右反覆交替轉動、後瞧、拍打。圖104～圖108。

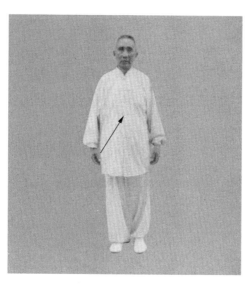

圖104

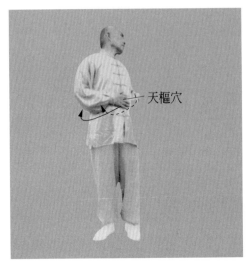

天樞穴

圖 105

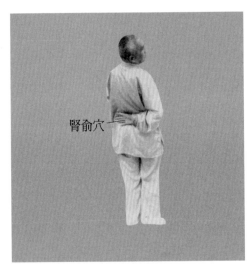

腎俞穴

圖 106 背面

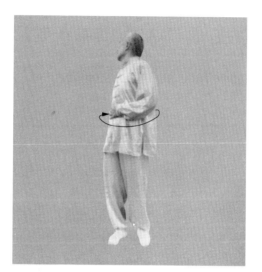

圖 107

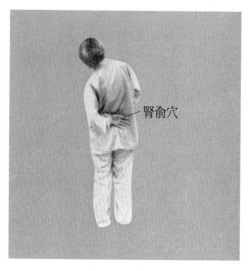

腎俞穴

圖 108 背面

第五段　點捺風池血壓降

【動作】：

立正姿勢；兩手十指交叉，手心貼緊後腦勺，兩拇指點住風池穴，頸椎向上頂，直腿，然後，頸椎再下沉，屈腿。如此反覆上頂下沉交替運動。圖109～圖111。

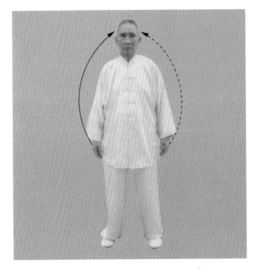

圖109

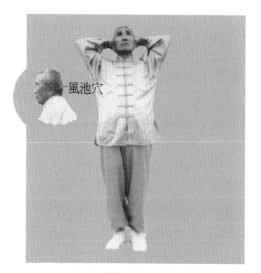

一風池穴

圖 110

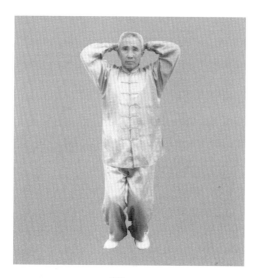

圖 111

第六段　步履矯健雙膝搖

【動作】：

右腳向後退一步，成左前弓步；左手心按左膝蓋上右手心壓在左手背上，先向左搖動八呼，再向右搖八呼；然後立起，右腳向前邁一大步，屈膝成右前弓步；雙手移至右膝蓋上，先向左搖動八呼，再向右搖動八呼，還原。圖112～圖114。

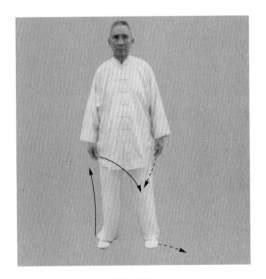

圖112

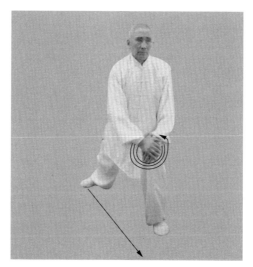

圖 113

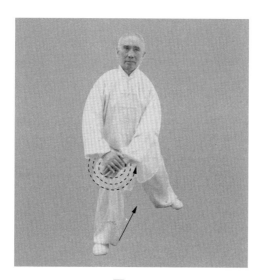

圖 114

第七段　怒目攢拳增氣力

【動作】：

左腳向左跨一步成騎馬步；雙拳伸直，向下置於兩大腿內側，拳心朝後，瞪目，雙拳向直下打出，然後再向直上打出。如此上下反覆，二八呼。圖115～圖117。

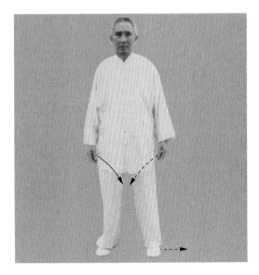

圖115

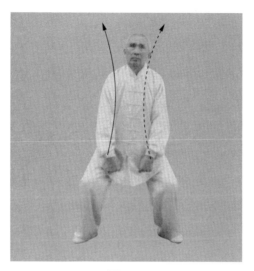

圖 116

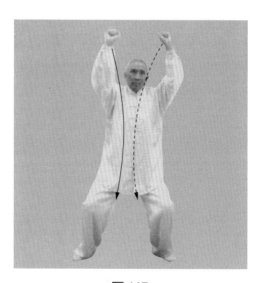

圖 117

第八段　左右開弓消疲勞

　　左腳向左跨一步成騎馬步；雙手握拳於胸前，拳心相對，拳眼朝外，左拳向左上打出，右拳同時向右回抽，八呼。然後右拳向右上打出，左拳向左回抽，八呼。圖118～圖120。

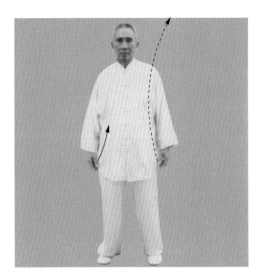

圖118

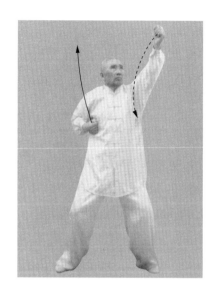

圖 119

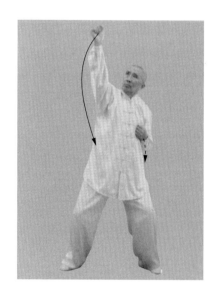

圖 120

第九段　搖頭擺尾去心火

【動作】：

左腳向左開半步，與肩等寬；上體向左轉（下肢不動）的同時，右手向左上擺過頂，再擺回，左手自然後擺；上體向右轉，同時左手從下向上擺過頂，再擺回，右手自然後擺。如此循環反覆。圖 121～圖 125。

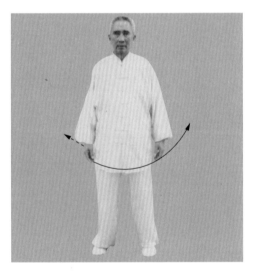

圖 121

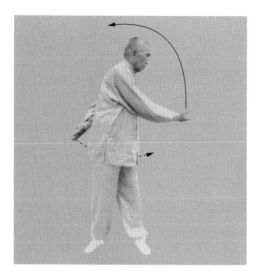

圖 122

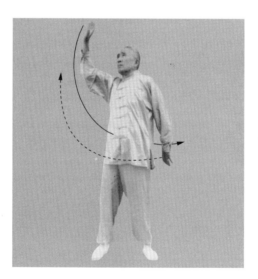

圖 123

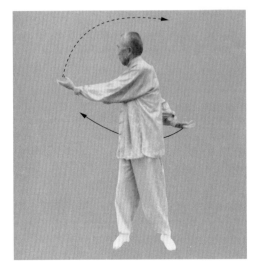

圖 124

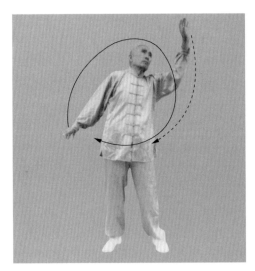

圖 125

第十段 背後七顛百病消

【動作】：

　　兩臂自然下垂，手心朝後，雙臂由下而上向前順勢甩動；在臂向後甩動的同時，雙腳以腳尖點地向後跳一步。如此循環至七呼結束。圖 126～圖 129。

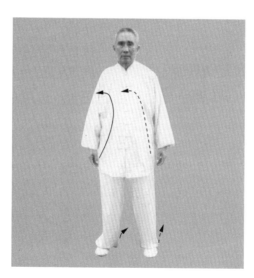

圖 126

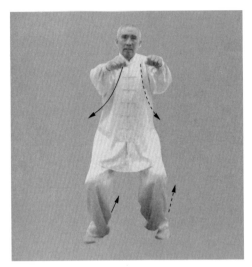

圖 127

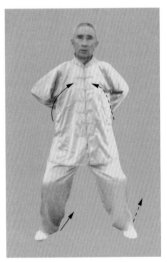

圖 128

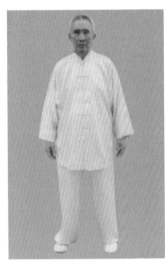

圖 129

第四套動作（坐式）

預備勢

上體正直，盤腿坐於床上或他處；兩手扶兩膝；舌抵上腭，全身放鬆，精神集中，意守丹田，自然呼吸。圖130。

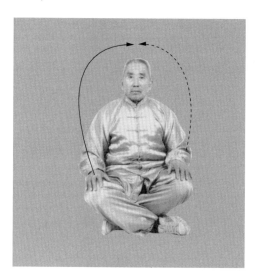

圖130

第一段　兩手托天理三焦

　　兩手十指交叉相扣，兩臂上舉，托天時手心朝上，呼一拍兩臂用力托頂一次，再下落至肩。如此反覆二八呼。圖131、圖132。

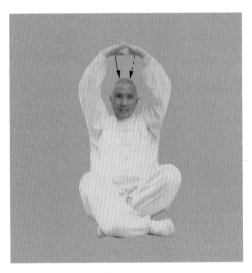

圖131

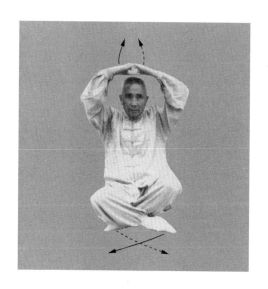

圖 132

第二段　兩手攀足固腎腰

　　兩腿伸直，兩臂上舉過頭再向前下落，躬腰雙手盡量攀腳。如此反覆起落共二八呼。圖133、圖 134。

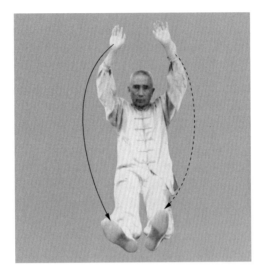

圖 133

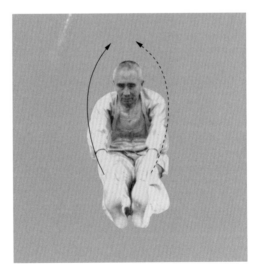

圖 134

第三段　調理脾胃單手舉

腿伸直，左臂上舉過頭，手心朝上，收回時肩下沉、肘下屈臂放下，再舉右手，手心朝上，收回時同樣沉肩屈肘，手心朝下。如此反覆進行，二八呼。圖135、圖136。

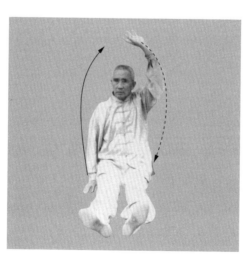

圖 135

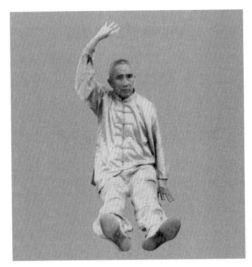

圖136

第四段　五勞七傷背後瞧

【動作】：

雙手十指交叉反扣，手心相對置於兩腿之間，以頸椎為軸扭動向後瞧，先左後右交替向後瞧，共二八呼。圖137～圖139。

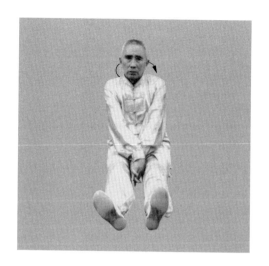

圖 137

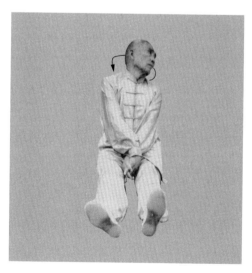

圖 138

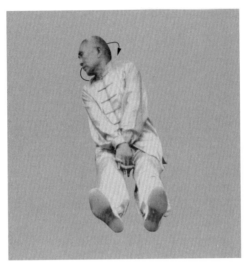

圖 139

第五段　點捺風池血壓降

【動作】：

　　盤腿，兩手交叉上舉，手心貼緊後腦勺，兩拇指點住風池穴，以頸椎為軸緩緩向左旋轉一周，然後再向右旋轉一周。如此反覆旋轉。圖 140～圖 144。

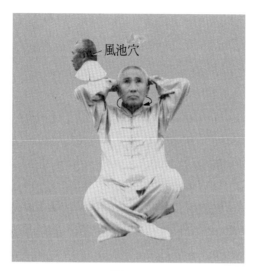

圖 140

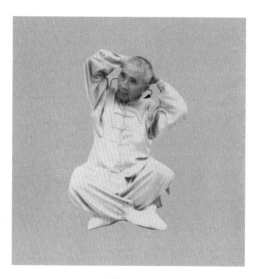

圖 141

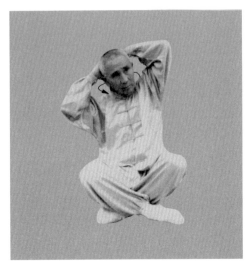

圖 142

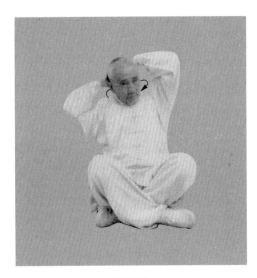

圖 143

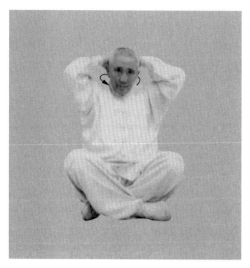

圖 144

第六段　步履矯健雙膝搖

【動作】：

兩腿伸直；手掌按在膝蓋上，先向左轉揉，再向右轉揉。如此反覆，共二八呼。圖145。

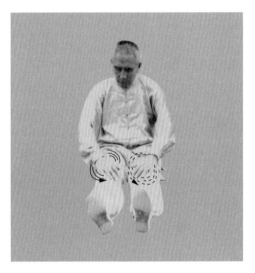

圖145

第七段　怒目攢拳增氣力

【動作】：

雙腿盤坐；兩手握拳，置於兩胯旁，拳心朝上，先舉左拳平著向前擰轉打出，拳心朝下，收回時拳心朝上，先左後右。如此交替打出，共二八呼。圖146～圖148。

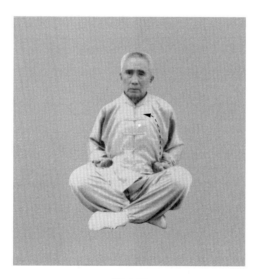

圖146

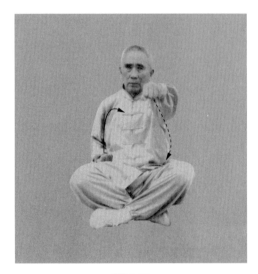

圖 147

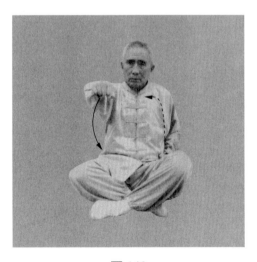

圖 148

第八勢　左右開弓消疲勞

【動作】：

雙腿盤坐；握拳，兩臂屈肘，與肩同高，先左拳向左打出，然後右拳向右打出。如此反覆共二八呼。圖149～圖151。

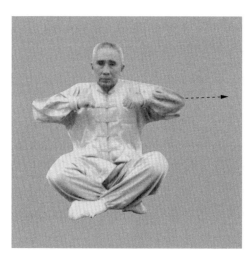

圖149

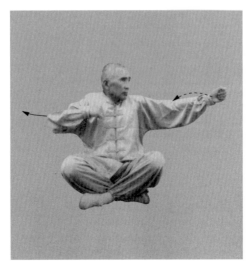

圖 150

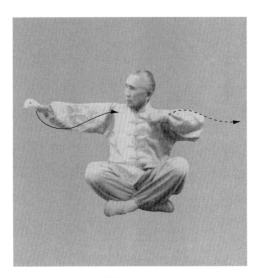

圖 151

第九段　搖頭擺尾去心火

【動作】：

兩腿伸直；雙臂由左向右旋轉八呼，再由右向左旋轉八呼，共十六呼。圖152～圖157。

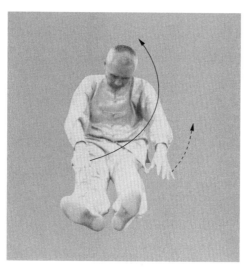

圖152

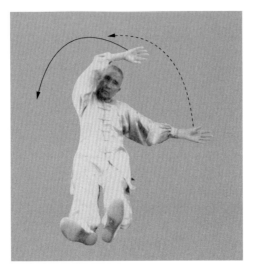

圖 153

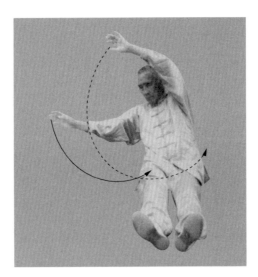

圖 154

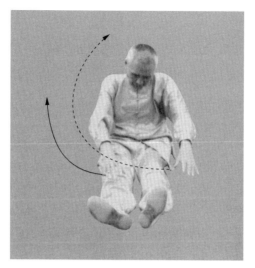

圖 155

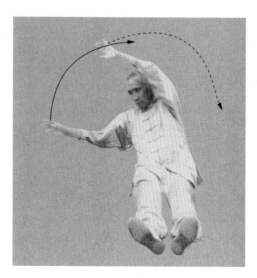

圖 156

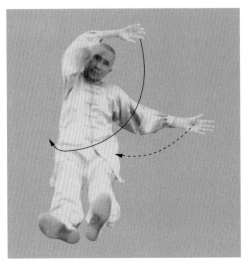

圖 157

第十段　背後七顛百病消

【動作】：

屈膝屈肘式，兩腿、兩臂同時前伸、收回，再前伸、再收回，共七呼。圖158～圖160。

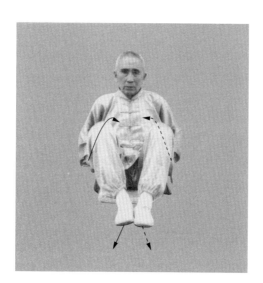

圖158

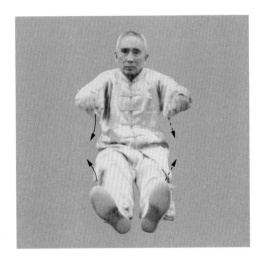

圖 159

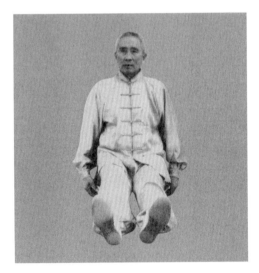

圖 160

後 記

　　十段錦運動是八段錦的創新發展和繼續。據有關歷史資料記載，八段錦已有八百多年的歷史，至今廣為流傳，興盛不衰，深受廣大人民群眾的喜愛，被喻為是精美的絲織品「錦」，這說明八段錦運動在廣大人民群眾強身健體運動中的巨大作用，它已經和仍在為人類防病祛病強身健體做出卓越貢獻。在全民健身運動蓬勃開展之際，廣大人民群眾迫切需要健身鍛鍊項目資料。

　　鑒於此，筆者根據古本八段錦健身功法，在此基礎上，吸收多年演練中的經驗和體會，結合諸多前人流傳的精粹，進行了精心整理，改編為十段錦運動。

　　在編寫過程中，得到有關人士及武林好友的支持和關注，呂懷鼎、王聯合、龐敬亮、陳靜、楊玉萍、韓海燕、王洪真、梁洪海、解淑芳等協助工作，劉軍、張建剛先生攝影，謹此敬表謝意。

劉時榮

大展出版社有限公司
品冠文化出版社

圖書目錄

地址：台北市北投區(石牌)　　　電話：(02) 28236031
　　　致遠一路二段 12 巷 1 號　　　　　　28236033
郵撥：01669551＜大展＞　　　　　　　　28233123
　　　19346241＜品冠＞　　　　傳真：(02) 28272069

・少 年 偵 探・品冠編號 66

1. 怪盜二十面相　　　（精）　江戶川亂步著　特價 189 元
2. 少年偵探團　　　　（精）　江戶川亂步著　特價 189 元
3. 妖怪博士　　　　　（精）　江戶川亂步著　特價 189 元
4. 大金塊　　　　　　（精）　江戶川亂步著　特價 230 元
5. 青銅魔人　　　　　（精）　江戶川亂步著　特價 230 元
6. 地底魔術王　　　　（精）　江戶川亂步著　特價 230 元
7. 透明怪人　　　　　（精）　江戶川亂步著　特價 230 元
8. 怪人四十面相　　　（精）　江戶川亂步著　特價 230 元
9. 宇宙怪人　　　　　（精）　江戶川亂步著　特價 230 元
10. 恐怖的鐵塔王國　　（精）　江戶川亂步著　特價 230 元
11. 灰色巨人　　　　　（精）　江戶川亂步著　特價 230 元
12. 海底魔術師　　　　（精）　江戶川亂步著　特價 230 元
13. 黃金豹　　　　　　（精）　江戶川亂步著　特價 230 元
14. 魔法博士　　　　　（精）　江戶川亂步著　特價 230 元
15. 馬戲怪人　　　　　（精）　江戶川亂步著　特價 230 元
16. 魔人銅鑼　　　　　（精）　江戶川亂步著　特價 230 元
17. 魔法人偶　　　　　（精）　江戶川亂步著　特價 230 元
18. 奇面城的秘密　　　（精）　江戶川亂步著　特價 230 元
19. 夜光人　　　　　　（精）　江戶川亂步著　特價 230 元
20. 塔上的魔術師　　　（精）　江戶川亂步著　特價 230 元
21. 鐵人Ｑ　　　　　　（精）　江戶川亂步著　特價 230 元
22. 假面恐怖王　　　　（精）　江戶川亂步著　特價 230 元
23. 電人Ｍ　　　　　　（精）　江戶川亂步著　特價 230 元
24. 二十面相的詛咒　　（精）　江戶川亂步著　特價 230 元
25. 飛天二十面相　　　（精）　江戶川亂步著　特價 230 元
26. 黃金怪獸　　　　　（精）　江戶川亂步著　特價 230 元

・生 活 廣 場・品冠編號 61

1. 366 天誕生星　　　　　　　　李芳黛譯　280 元
2. 366 天誕生花與誕生石　　　　李芳黛譯　280 元
3. 科學命相　　　　　　　　　　淺野八郎著　220 元
4. 已知的他界科學　　　　　　　陳蒼杰譯　220 元

2.	高血壓四季飲食	秦玖剛著	200 元
3.	慢性腎炎四季飲食	魏從強著	200 元
4.	高脂血症四季飲食	薛輝著	200 元
5.	慢性胃炎四季飲食	馬秉祥著	200 元
6.	糖尿病四季飲食	王耀獻著	200 元
7.	癌症四季飲食	李忠著	200 元
8.	痛風四季飲食	魯焰主編	200 元
9.	肝炎四季飲食	王虹等著	200 元
10.	肥胖症四季飲食	李偉等著	200 元
11.	膽囊炎、膽石症四季飲食	謝春娥著	200 元

・彩色圖解保健・品冠編號 64

1.	瘦身	主婦之友社	300 元
2.	腰痛	主婦之友社	300 元
3.	肩膀痠痛	主婦之友社	300 元
4.	腰、膝、腳的疼痛	主婦之友社	300 元
5.	壓力、精神疲勞	主婦之友社	300 元
6.	眼睛疲勞、視力減退	主婦之友社	300 元

・心 想 事 成・品冠編號 65

1.	魔法愛情點心	結城莫拉著	120 元
2.	可愛手工飾品	結城莫拉著	120 元
3.	可愛打扮 & 髮型	結城莫拉著	120 元
4.	撲克牌算命	結城莫拉著	120 元

・熱 門 新 知・品冠編號 67

1.	圖解基因與 DNA	（精）	中原英臣主編	230 元
2.	圖解人體的神奇	（精）	米山公啟主編	230 元
3.	圖解腦與心的構造	（精）	永田和哉主編	230 元
4.	圖解科學的神奇	（精）	鳥海光弘主編	230 元
5.	圖解數學的神奇	（精）	柳 谷 晃著	250 元
6.	圖解基因操作	（精）	海老原充主編	230 元
7.	圖解後基因組	（精）	才園哲人著	230 元
8.	再生醫療的構造與未來		才園哲人著	230 元

・武 術 特 輯・大展編號 10

1.	陳式太極拳入門	馮志強編著	180 元
2.	武式太極拳	郝少如編著	200 元
3.	中國跆拳道實戰 100 例	岳維傳著	220 元
4.	教門長拳	蕭京凌編著	150 元
5.	跆拳道	蕭京凌編譯	180 元

・彩色圖解太極武術・ 大展編號 102

・國際武術競賽套路・ 大展編號 103

5. 棍術　　　　　　　　　　　殷玉柱執筆　220 元

·簡化太極拳· 大展編號 104

1. 陳式太極拳十三式　　　　陳正雷編著　200 元
2. 楊式太極拳十三式　　　　楊振鐸編著　200 元
3. 吳式太極拳十三式　　　　李秉慈編著　200 元
4. 武式太極拳十三式　　　　喬松茂編著　200 元
5. 孫式太極拳十三式　　　　孫劍雲編著　200 元
6. 趙堡太極拳十三式　　　　王海洲編著　200 元

·導引養生功· 大展編號 105

1. 疏筋壯骨功＋VCD　　　　張廣德著　350 元
2. 導引保建功＋VCD　　　　張廣德著　350 元
3. 頤身九段錦＋VCD　　　　張廣德著　350 元

·中國當代太極拳名家名著· 大展編號 106

1. 李德印太極拳規範教程　　李德印著　550 元
2. 王培生吳式太極拳詮真　　王培生著　500 元
3. 喬松茂武式太極拳詮真　　喬松茂著　450 元
4. 孫劍雲孫式太極拳詮真　　孫劍雲著　350 元
5. 王海洲趙堡太極拳詮真　　王海洲著　500 元
6. 鄭琛太極拳道詮真　　　　鄭琛著　450 元

·古代健身功法· 大展編號 107

1. 練功十八法　　　　　　　蕭凌編著　200 元

·名師出高徒· 大展編號 111

1. 武術基本功與基本動作　　劉玉萍編著　200 元
2. 長拳入門與精進　　　　　吳彬等著　220 元
3. 劍術刀術入門與精進　　　楊柏龍等著　220 元
4. 棍術、槍術入門與精進　　邱丕相編著　220 元
5. 南拳入門與精進　　　　　朱瑞琪編著　220 元
6. 散手入門與精進　　　　　張山等著　220 元
7. 太極拳入門與精進　　　　李德印編著　280 元
8. 太極推手入門與精進　　　田金龍編著　220 元

·實用武術技擊· 大展編號 112

1. 實用自衛拳法　　　　　　溫佐惠著　250 元
2. 搏擊術精選　　　　　　　陳清山等著　220 元

3. 秘傳防身絕技	程崑彬著	230 元
4. 振藩截拳道入門	陳琦平著	220 元
5. 實用擒拿法	韓建中著	220 元
6. 擒拿反擒拿 88 法	韓建中著	250 元
7. 武當秘門技擊術入門篇	高翔著	250 元
8. 武當秘門技擊術絕技篇	高翔著	250 元
9. 太極拳實用技擊法	武世俊著	220 元
10. 奪凶器基本技法	韓建中著	220 元

・中國武術規定套路・ 大展編號 113

1. 螳螂拳	中國武術系列	300 元
2. 劈掛拳	規定套路編寫組	300 元
3. 八極拳	國家體育總局	250 元
4. 木蘭拳	國家體育總局	230 元

・中華傳統武術・ 大展編號 114

1. 中華古今兵械圖考	裴錫榮主編	280 元
2. 武當劍	陳湘陵編著	200 元
3. 梁派八卦掌（老八掌）	李子鳴遺著	220 元
4. 少林 72 藝與武當 36 功	裴錫榮主編	230 元
5. 三十六把擒拿	佐藤金兵衛主編	200 元
6. 武當太極拳與盤手 20 法	裴錫榮主編	220 元

・少 林 功 夫・ 大展編號 115

1. 少林打擂秘訣	德虔、素法編著	300 元
2. 少林三大名拳 炮拳、大洪拳、六合拳	門惠豐等著	200 元
3. 少林三絕 氣功、點穴、擒拿	德虔編著	300 元
4. 少林怪兵器秘傳	素法等著	250 元
5. 少林護身暗器秘傳	素法等著	220 元
6. 少林金剛硬氣功	楊維編著	250 元
7. 少林棍法大全	德虔、素法編著	250 元
8. 少林看家拳	德虔、素法編著	250 元
9. 少林正宗七十二藝	德虔、素法編著	280 元
10. 少林瘋魔棍闡宗	馬德著	250 元
11. 少林正宗太祖拳法	高翔著	280 元
12. 少林拳技擊入門	劉世君編著	220 元
13. 少林十路鎮山拳	吳景川主編	300 元
14. 少林氣功祕集	釋德虔編著	220 元

・迷蹤拳系列・ 大展編號 116

1. 迷蹤拳（一）+VCD	李玉川編著	350 元

2. 迷蹤拳（二）+VCD	李玉川編著	350 元
3. 迷蹤拳（三）	李玉川編著	250 元
4. 迷蹤拳（四）+VCD	李玉川編著	580 元
5. 迷蹤拳（五）	李玉川編著	250 元

·原地太極拳系列· 大展編號 11

1. 原地綜合太極拳 24 式	胡啟賢創編	220 元
2. 原地活步太極拳 42 式	胡啟賢創編	200 元
3. 原地簡化太極拳 24 式	胡啟賢創編	200 元
4. 原地太極拳 12 式	胡啟賢創編	200 元
5. 原地青少年太極拳 22 式	胡啟賢創編	220 元

·道 學 文 化· 大展編號 12

1. 道在養生：道教長壽術	郝勤等著	250 元
2. 龍虎丹道：道教內丹術	郝勤著	300 元
3. 天上人間：道教神仙譜系	黃德海著	250 元
4. 步罡踏斗：道教祭禮儀典	張澤洪著	250 元
5. 道醫窺秘：道教醫學康復術	王慶餘等著	250 元
6. 勸善成仙：道教生命倫理	李剛著	250 元
7. 洞天福地：道教宮觀勝境	沙銘壽著	250 元
8. 青詞碧簫：道教文學藝術	楊光文等著	250 元
9. 沈博絕麗：道教格言精粹	朱耕發等著	250 元

·易 學 智 慧· 大展編號 122

1. 易學與管理	余敦康主編	250 元
2. 易學與養生	劉長林等著	300 元
3. 易學與美學	劉綱紀等著	300 元
4. 易學與科技	董光壁著	280 元
5. 易學與建築	韓增祿著	280 元
6. 易學源流	鄭萬耕著	280 元
7. 易學的思維	傅雲龍等著	250 元
8. 周易與易圖	李申著	250 元
9. 中國佛教與周易	王仲堯著	350 元
10. 易學與儒學	任俊華著	350 元
11. 易學與道教符號揭秘	詹石窗著	350 元
12. 易傳通論	王博著	250 元
13. 談古論今說周易	龐鈺龍著	280 元
14. 易學與史學	吳懷祺著	230 元
15. 易學與天文	盧央著	230 元

國家圖書館出版品預行編目資料

十段錦運動／劉時榮　編著
——初版，——臺北市，大展，2005〔民 94〕
面；21 公分，——（中國古代健身功法；2）
ISBN 957 - 468 - 394 - x（平裝）

1.氣功
411.12　　　　　　　　　　　　　　　94010528

北京人民體育出版社授權中文繁體字版

十段錦運動

ISBN　957 - 468 - 394 - x

編　　著／劉 時 榮
責任編輯／白　豔
發 行 人／蔡 森 明
出 版 者／大展出版社有限公司
社　　址／台北市北投區（石牌）致遠一路 2 段 12 巷 1 號
電　　話／（02）28236031・28236033・28233123
傳　　眞／（02）28272069
郵政劃撥／01669551
網　　址／www.dah-jaan.com.tw
E－mail／service@dah-jaan.com.tw
登 記 證／局版臺業字第 2171 號
承 印 者／高星印刷品行
裝　　訂／建鑫印刷裝訂有限公司
排 版 者／弘益電腦排版有限公司
初版 1 刷／2005 年（民 94 年）8 月

定　價／180 元

推理文學經典巨著，中文版正式授權

名偵探明智小五郎與怪盜的挑戰與鬥智
名偵探柯南、金田一都讚嘆不已

日本推理小說鼻祖─江戶川亂步

1894年10月21日出生於日本三重縣名張〈現在的名張市〉。本名平井太郎。
就讀於早稻田大學時就曾經閱讀許多英、美的推理小說。
畢業之後曾經任職於貿易公司，也曾經擔任舊書商、新聞記者等各種工作。
1923年4月，在『新青年』中發表「二錢銅幣」。
筆名江戶川亂步是根據推理小說的始祖艾德嘉・亞藍波而取的。
後來致力於創作許多推理小說。
1936年配合「少年俱樂部」的要求所寫的『怪盜二十面相』極受人歡迎，
陸續發表『少年偵探團』、『妖怪博士』共26集……等
適合少年、少女閱讀的作品。

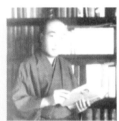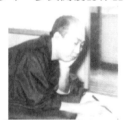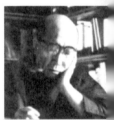

1 ～ 3 集　定價300元　試閱特價189元

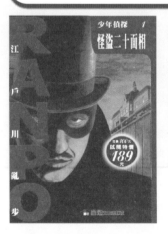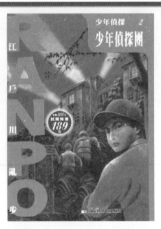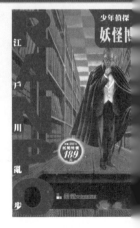

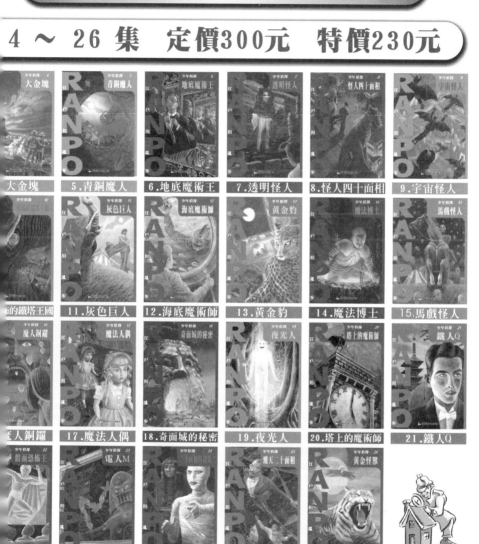